En Rupture de Cigarettes

Perceptions sous Influences

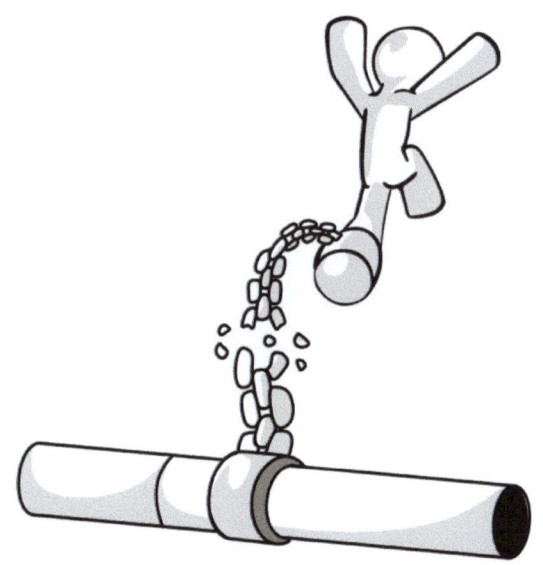

PIERRIC OUDART

Remerciements

Je te remercie lecteur, toi qui fais que ce travail donne l'impression d'être utile.

Merci à Damien qui m'a forcé la main, « tu le paieras un jour ».

Merci à Cédric, Jérôme et Fred qui m'ont apporté ce qui me manquait.

Merci à mes correcteurs, et je ne leur ai pas facilité la tache.

Merci à ma famille qui me supporte.

Merci à toi fumeur qui grâce à ce livret a trouvé le chemin pour arrêter.

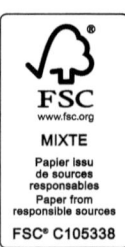

Edition : BoD – Books on Demand,
12/14 rond-point des Champ-Elysées, 75008 Paris
Impression : BoD – Books on Demand, Norderstedt, Allemagne

ISBN : 978-2-3221-0105-4

Dépôt légal : décembre 2017

Sommaire

INTRODUCTION

Cher lecteur, avant toutes choses, je tiens à vous informer que je ne suis ni un chercheur, ni un moralisateur, ni un magicien, ni un écrivain.

Si je prends le temps d'écrire les quelques lignes qui suivent c'est pour vous faire partager mon expérience concernant le tabac et plus particulièrement l'aide que l'on peut apporter à quelqu'un qui souhaite arrêter de fumer.

Je ne prétends pas détenir la vérité et la plupart de mes prises de position sont empiriques et font appel à la simple logique. Ce discours s'est affiné au fil du temps, de mes connaissances et des explications que je donne pour motiver les personnes que je rencontre.

Je vous propose mon point de vue sur le monde du tabac en soulignant les manipulations, pièges, désinformations qui rendent un sevrage compliqué.

Certaines informations sont connues et évidentes, d'autres sont intuitives et vous vous direz « bien sûr » et les dernières sont simplement cachées.

J'ai glissé quelques informations concernant le fonctionnement des habitudes pour pouvoir se préparer au mieux et orchestrer de main de maître une rupture. Je n'ai pas trouvé de meilleure analogie que la rupture amoureuse pour illustrer l'arrêt de la cigarette.

Ce livret mériterait d'être accompagné d'un carnet pour vous permettre d'annoter, de décrire un état d'esprit, une émotion, une réaction…

Milton Erickson disait : « Il n'y a pas de changement sans émotions. » En effet, nos émotions sont des moteurs et des motivations pour atteindre nos objectifs et j'espère que ce qui va suivre sera source d'inspiration pour vous.

Remarque : vous trouverez à plusieurs reprises l'utilisation du terme « personne ». Pour éviter toute ambiguïté, je l'utilise sous sa forme de généralisation abusive et je sais qu'il existe réellement des personnes bien intentionnées qui apportent leur soutien aux heureux qui ont entamé cette démarche **d'arrêter de fumer**.

POURQUOI ARRÊTER DE FUMER ?

Parce qu'Il y a des milliards de raisons pour ne pas faire une chose, mais une seule pour la faire !!!

La faire

Le monde du tabac

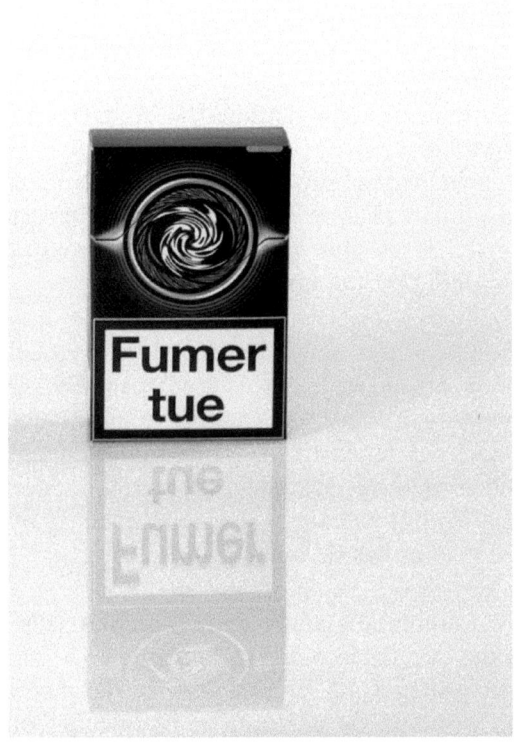

C'est un fait avéré, tout le monde le sait.

La question que j'ai envie de vous poser est la suivante : à quoi sert cette image ?

Les réponses classiques sont les suivantes :
Fumer tue, le message est clair.
C'est une obligation légale sinon les cigarettiers auront des amendes.
C'est pour faire de la prévention.

« Faire de la prévention » : intéressant! Oui mais pour qui ? La plupart d'entre vous me répondront : pour les consommateurs et plus particulièrement pour informer ceux qui voudraient commencer à fumer.

C'est une vision très naïve du monde dans lequel on vit. Réellement, ces messages, mais aussi les photos horribles que l'on trouve sur les paquets n'entraînent aucun changement sur le comportement d'un fumeur. Il faut comprendre que le marché du tabac rapporte trop d'argent à trop de monde et par conséquent personne ne veut qu'il y ait moins de fumeurs.

Ce qui est important après avoir compris cela, est de savoir à qui profite le (CR--E) *message* ? De mon point de vue, à protéger les producteurs et les distributeurs. Selon un principe de précaution, maintenant que vous avez été prévenu, vous n'avez plus le droit de faire un procès. L'origine remonte aux premiers procès perdus par l'industrie du tabac aux Etats Unis.

Pour mémoire, comme le dit souvent Philippe :

Personne ne veut qu'il y ait moins de fumeurs, cela rapporte trop d'argent à trop de monde

Un peu de Marketing

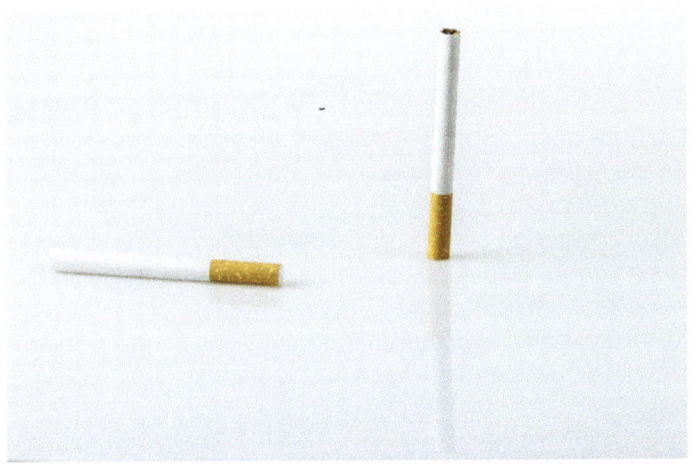

Tout est une question d'image

Le filtre sable renvoie à l'image du désert et à sa symbolique. L'objectif principal est d'éveiller le sentiment de liberté. Ce fameux sentiment qui pendant l'adolescence pousse les jeunes à s'émanciper, braver les interdits... La liberté est la première cause qui amène un adolescent à fumer.

Le papier blanc renvoie, lui, à l'image de la propreté (« plus blanc que blanc »), à la pureté, à la virginité (on se marie en blanc)... L'image que l'on associe est celle d'absence de danger.

L'idée est d'endormir la méfiance du fumeur, **c'est l'enrobage.**

Que trouve-t-on dans la cigarette ?

Des **poisons**…

Vous vous souvenez, ils étaient écrits en tout petit dans un carré noir sur la tranche du paquet de cigarettes. L'information avait été rendue obligatoire suite à un procès perdu par l'industrie du tabac. Mais ce message a disparu lors du passage au paquet neutre, intelligemment remplacé par un : « plus de 70 substances cancérigènes ». C'est donc beaucoup plus dangereux qu'avant ? Pas vraiment, mais vous avez perdu un élément d'information : la dénomination des poisons qui devaient figurer sur les paquets de cigarettes. Je vais donc vous les rappeler :

monoxyde de carbone / nicotine / goudron

Parlons du **goudron**

C'est un produit très utile. L'une de ses premières applications est la réalisation du revêtement des routes. C'est un produit aux qualités incontestables : il est collant et surtout étanche. Ce sont ces caractéristiques qui le rendent très pratique pour les routes ; en effet, quand il pleut, l'eau ne s'infiltre pas et donc quand il gèle, les routes n'éclatent pas.

Certains fumeurs se plaignent d'avoir moins de souffle à cause du tabac. C'est logique. Inutile d'être sorti de polytechnique pour comprendre que si des alvéoles pulmonaires sont goudronnées, elles deviennent étanches : à l'eau et à l'air. La conséquence naturelle est moins d'oxygène et donc moins de souffle. Tout cela devient évident si l'on prend le temps d'étudier et de réfléchir à ce qui se passe vraiment.

Petit rappel pratique

Iriez-vous vous baigner dans une marée noire ?

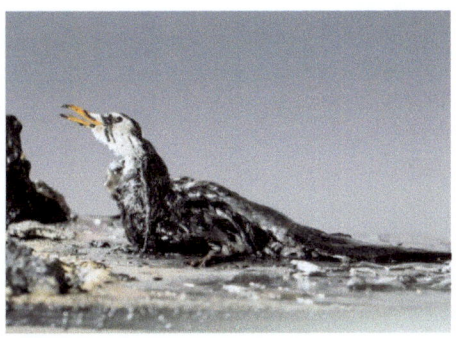

La réponse que j'entends invariablement est la suivante :
« Bien sûr que non, c'est franchement dégueulasse, on
n'y mettrait pas un orteil ».

Je suis bien d'accord avec vous, c'est la sagesse qui
parle.

Si l'on vous sert un bol de goudron à manger à la cuillère, vous le mangeriez ?

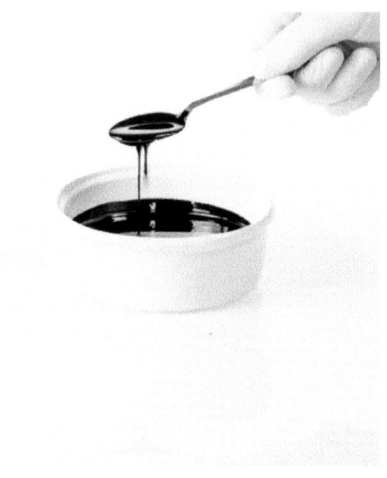

Bien sûr que non.

Si l'on vous sert un verre de goudron à boire à la paille ?

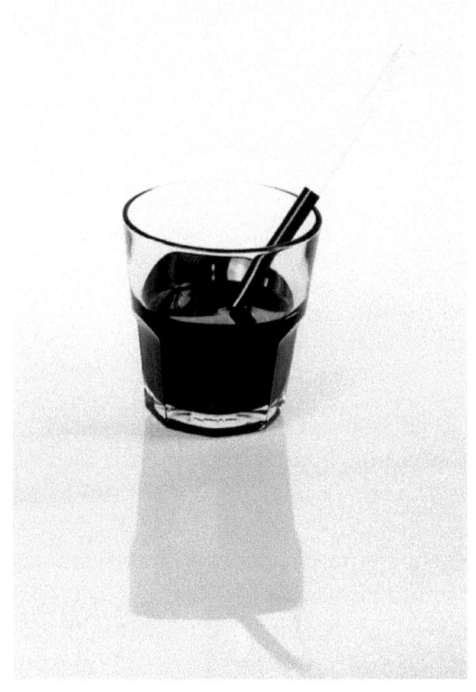

Bien sûr que non.

Si je vous sers du goudron dans une paille que l'on appelle cigarette ?

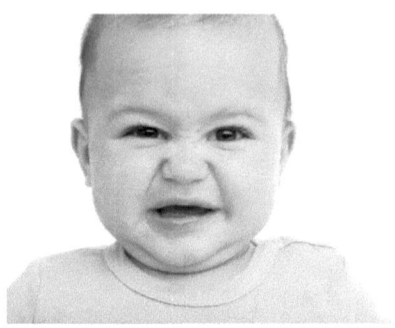

A la vitesse de la pensée vous vous dites « bien sûr que non »… et pourtant l'expérience me dit que nos lecteurs fumeurs ont cette mine déconfite qui signifie… et pourtant si.

Ils me répètent fréquemment cette justification naturelle : « mais on ne le voit pas »

C'est vrai, c'est un problème de société où l'on ne croit que ce que l'on voit. Et ce que l'on voit, c'est ce que l'on nous montre :

l'enrobage

Sincèrement, vous fumeriez ça :

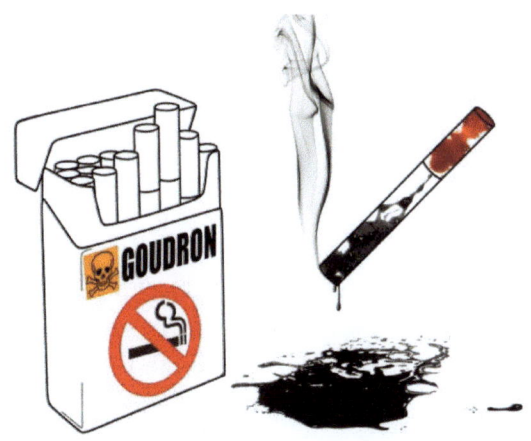

Par expérience, je ne vous vois pas, mais j'imagine très bien cette petite trace de dégoût sur votre visage à la vue de cette image. Plutôt que de militer pour un paquet neutre à l'efficacité relative, imposer ce type d'enrobage serait au moins efficace. Mais :

Personne ne veut qu'il y ait moins de fumeurs, cela rapporte trop d'argent à trop de monde

Eviter ce qui fâche

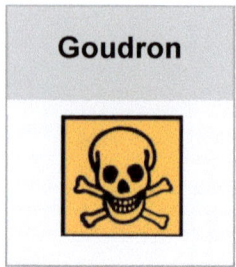

La tête de mort est le symbole qui dit qu'une substance est un poison. Elle fait partie d'une nomenclature bien définie et tout le monde sait que ce genre de produit est à manipuler avec d'extrêmes précautions. Si tout le monde le sait, c'est simplement que nous l'avons appris dans l'enfance.

De la nécessité d'une tête de mort sur les paquets de cigarettes :

Le premier impact. Une tête de mort sur un paquet de cigarettes et les précautions d'usage liées au goudron auraient un impact fort sur la consommation des fumeurs. En tant qu'hypnotiseur, je l'évalue autour de 20% de fumeurs en moins.

Pourquoi ? Cela découle du fonctionnement de l'hypnose et d'un de ses préjugés : « l'hypnose ne fonctionne que sur 20% des gens ». Cette idée vient du spectacle où les techniques ne fonctionnent pas avec tout le monde. Cette croyance vient de la méconnaissance du phénomène qui :

1- fonctionne avec tout le monde étant donné que l'état hypnotique se situe entre veille et sommeil (traversé par toute personne qui s'endort et se réveille normalement tous les jours).

2- peut révéler des résistances dans le cadre d'un spectacle où l'on ne sait pas ce qui va se passer (peur du ridicule…). Comme il y a des résistances, l'hypnose de spectacle fonctionne avec les 20% des gens les plus suggestibles.

3- ne permet de faire que ce qui est accepté par le sujet hypnotisé.

Donc, comme 20% de la population est très suggestible, on peut admettre qu'environ 20% des fumeurs sont très suggestibles. Quand on imprime le logo à tête de mort sur un paquet de cigarettes, celui-ci passe de la catégorie potentiellement dangereux : « FUMER TUE » à un produit classé dans la nomenclature des produits dangereux et cela fait toute la différence. Comme ils n'ont pas envie de mourir, ils arrêtent de fumer.

Le deuxième impact concerne les parents d'enfants en bas âge.

Si vous collez le logo sur un paquet de cigarettes, j'imagine que les parents d'enfants en bas âge n'oseront plus fumer devant eux. Sinon ils prennent un risque majeur et n'ont pas envie de le faire courir à leurs enfants. En effet, s'ils leur ont expliqué qu'ils ne doivent pas toucher un produit ayant un logo sur fond orange, ou faire extrêmement attention, et que dans la catégorie des symboles, la tête de mort est celui qui est le plus dangereux, ces parents là ne prendront pas le risque de fumer devant leurs enfants. Autrement ils envoient un message contradictoire : « tu n'as pas le droit de toucher un produit présentant un logo avec une croix sur fond orange mais moi j'ai le droit avec la tête de mort ». Ils prennent le risque que leurs enfants goûtent l'eau de javel (où il n'y a qu'une croix sur fond orange) avec, en prime, un passage obligé aux urgences pour faire un lavage d'estomac.

En général, les parents ne souhaitent pas faire prendre ce risque là à ses enfants, ça ne veut pas dire qu'ils arrêtent de fumer mais au moins ils ne donnent plus de mauvais exemple.

Le troisième impact concerne les enfants qui deviennent adolescents.

Pour mémoire, ces jeunes n'ont encore jamais fumé et depuis leur plus jeune âge, ils ont appris à respecter les règles de sécurité : « si tu vois un logo sur fond orange, tu fais attention … si c'est une tête de mort, surtout, tu n'y touches pas ». Donc, face à cette tête de mort sur un paquet de cigarettes, nos ados seront méfiants et une partie d'entre eux ne se laissera même pas tenter par la cigarette.
Mais ce n'est pas tout, comme la première cigarette est forcément mauvaise : mais si, souvenez vous, on commence par s'étouffer, on n'est pas bien, on tousse…
cette fameuse première cigarette est insupportable car, s'il y a bien un lieu non fumeur sur la planète, ce sont nos poumons.

Une grande partie de ces adolescents qui passent outre la tête de mort et essaient de fumer, face à la réaction de leur corps, ont cette prise de conscience naturelle : « je comprends pourquoi il y a ce symbole, c'est dangereux », et jettent alors tout ce qui se fume. Mais :

Personne ne veut qu'il y ait moins de fumeurs, cela rapporte trop d'argent à trop de monde

On sait que ça marche

Vous seriez en droit de vous poser des questions... « Il nous dit que ce que je crois n'est pas la vérité, mais est ce qu'il n'est pas en train de nous manipuler avec son histoire de tête de mort ? »

En fait, les résultats sont connus. Il suffit de regarder les fioles de cigarettes électroniques qui se sont vues imposer le petit logo avec la tête de mort. Le message est très clair, la cigarette électronique est plus dangereuse que la cigarette classique.

Pourtant il n'y a aujourd'hui aucune étude de santé publique qui a pu se prononcer sur le danger de la cigarette électronique, en tout cas pas dans son utilisation normale.

Si l'on va plus loin, il n'y a pas eu non plus de procès qui dit que la cigarette électronique tue alors que les procès le confirmant pour la cigarette sont nombreux.

Mais, la tête de mort est affichée sur les fioles de cigarettes électroniques sans jamais apparaître sur les paquets de cigarettes.

Pourquoi ce grand écart ?

Mon point de vue est simple. Comme les cigarettiers perdaient trop de parts de marché face à la concurrence de la cigarette électronique, ils ont fait du lobbying pour que le logo à tête de mort apparaisse sur les fioles de cigarettes électroniques. D'un marché en pleine expansion, ils ont réussi à casser le marché. Vu de l'extérieur, cela ressemble plus à une histoire économique que sanitaire.

Récapitulatif en quelques dates

2013

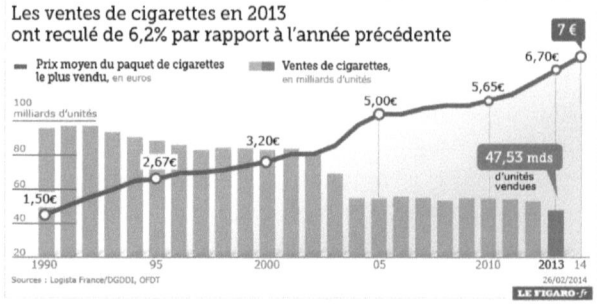

2014

Directive 2014/40/UE du Parlement européen et du Conseil du 3 avril 2014. Article L.3513-17 du code de la Santé publique. Arrêté du 19 mai 2016 relatif aux modalités d'inscription des avertissements sanitaires sur les unités de conditionnement des produits du tabac, des produits du vapotage, des produits à fumer à base de plantes autres que le tabac et du papier à rouler les cigarettes.

Projection 2014

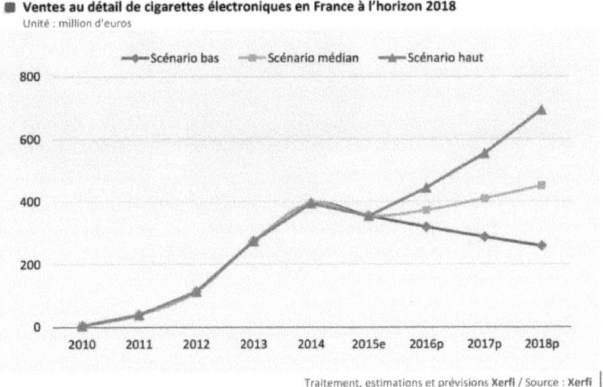

■ Ventes au détail de cigarettes électroniques en France à l'horizon 2018
Unité : million d'euros

Traitement, estimations et prévisions **Xerfi** / Source : **Xerfi**

http://www.smokeway.fr/blog/**e-cigarette-declin-regulation/**

Le marché de la cigarette électronique est impacté.

Un lobbying actif

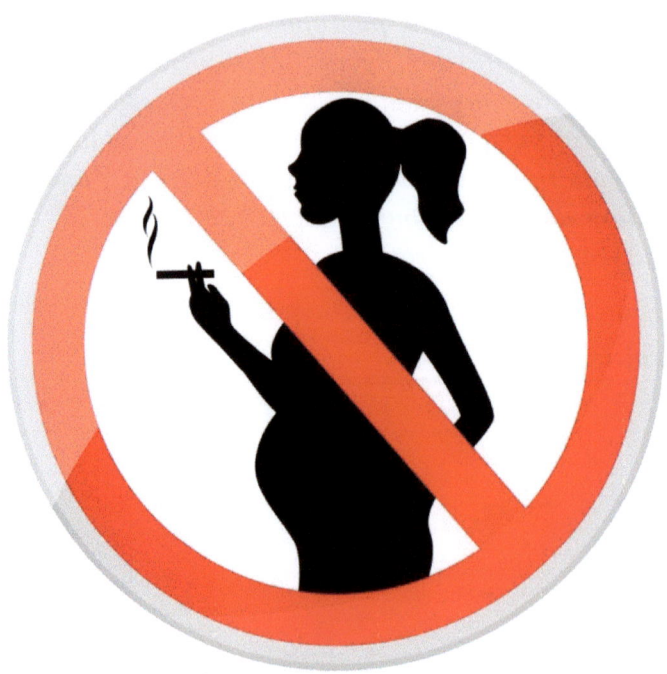

De quoi ont-ils peur ?

Si nous nous intéressons un peu à l'actualité, nous avons eu simultanément des débats et des pressions concernant deux changements qui devaient impacter les paquets de cigarettes. Le passage au paquet neutre et l'obligation d'apposer sur le paquet de cigarettes le logo « interdit à la femme enceinte ».

Concernant le paquet neutre, l'essentiel de la mobilisation s'est faite dans la rue avec la mobilisation des buralistes. C'est tout à fait compréhensible dans le sens où cela représente une véritable transformation dans l'organisation de leur travail, mais les industriels se sont peu ou pas mobilisés.

La raison est simple. L'expérimentation faite en Australie du paquet neutre a prouvé qu'il n'y avait pas d'impact sur la consommation des fumeurs.

Concernant le logo d'interdiction pour la femme enceinte, ce sont les industriels qui se sont chargés du sujet et c'est un tout autre combat qui s'est déroulé dans les couloirs feutrés de l'Assemblée nationale. Tout y est passé : la demande pure et simple d'abandon de cette obligation, la demande de délai pour pouvoir écouler les stocks déjà constitués…

Résultats

Le législateur a gagné, le logo « interdit pour la femme enceinte » est obligatoire et figure bien sur les paquets de cigarettes.

Les cigarettiers ont gagné, le logo « interdit pour la femme enceinte » est presque invisible sur les paquets.

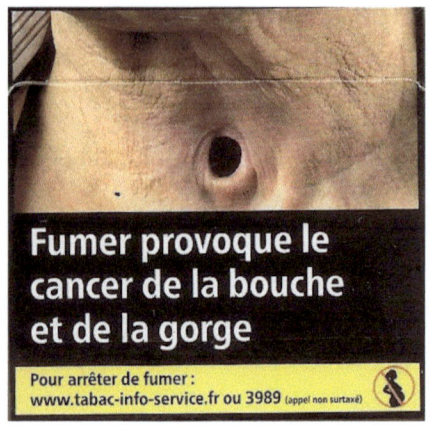

Il serait réellement intéressant d'avoir accès aux études de marché qui ont conduit au choix de la taille, de la couleur… et de son impact sur la population de fumeurs. De plus, quels sont les logos entrainant un taux de conversion négatif maximal (entendre : nombre de femmes enceintes qui arrêtent de fumer pendant leur grossesse) ?

Soyons malin

Message pour les gynécologues, sages-femmes, médecins… vous pouvez utiliser ce que l'on nomme le biais d'autorité et tourner de manière élégante le message qui suit :

Si une de vos patientes arrête de fumer « pendant sa grossesse » et que vous découvrez que cela a été plutôt plus facile que ce qu'elle imaginait, encouragez-la ! Dites lui alors: « Vous avez arrêté de fumer pour ne pas faire de mal à votre enfant, c'est très bien, je suis fier de vous. Vous savez, vous avez vraiment tout pour être une bonne maman. » Mais ne vous arrêtez pas là, car si elle arrête pendant la grossesse, souvent, lorsque l'enfant ne risque plus rien, elle fume à nouveau, alors aidez la en ajoutant à la phrase précédente : « Vous savez, maintenant que vous avez arrêté pour ne pas lui faire de mal, ce serait super de lui donner le bon exemple. » De la sorte vous supprimez la condition de reprise et l'arrêt tiendra dans le temps.

Je ne prétends pas que la réussite est assurée, juste que si on les aide, une part de cette population pourra en tirer un bénéfice.

Des contre vérités

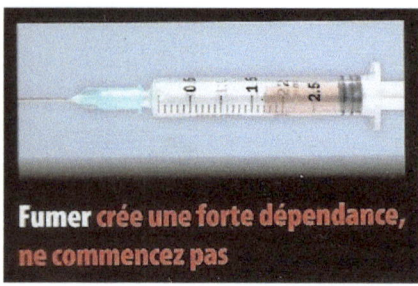

Le mythe de la dépendance à la cigarette :

La seule substance qui crée une dépendance dans la cigarette, c'est la nicotine. C'est une légère dépendance. Certains vont plus loin :

« *Une équipe de recherche du CNRS et du Collège de France dirigée par Jean Pol Tassin, directeur de recherche à l'Inserm vient de prouver que la nicotine seule ne suffit pas à déclencher l'état de dépendance chez les fumeurs.* »
http://www2.cnrs.fr/presse/communique/1498.htm

Première chose importante à noter concernant cette dépendance, c'est que la nicotine est évacuée du sang en 48 à 72 heures. Donc passé ce délai vous êtes sevré.

Deuxièmement, l'addiction à la nicotine n'a rien à voir avec l'addiction à l'héroïne. Dit comme ça, tout le monde est d'accord, mais quand vous regardez l'image précédente cette conclusion est sous entendue.

Pour valider que nicotine et héroïne ne créent pas la même dépendance, il suffit d'aller en pharmacie pour se procurer des substituts. Dans le cas d'un substitut nicotinique, il est en vente libre avec ou sans ordonnance. Maintenant, si vous essayez de vous procurer un substitut d'héroïne (subutex, métadone) sans ordonnance, je vous souhaite bien du courage et vous rentrerez bredouille.

Pire, je n'ai jamais entendu parler de personnes en manque de nicotine prendre une masse, fracturer une vitrine de pharmacie pour récupérer des patchs. Pour des substituts d'héroïne, ce sont des faits.

Le problème :

SI vous croyez que vous êtes dépendant, cela devient difficile d'arrêter.

COMMENT ARRÊTER DE FUMER ?

Si la dépendance est faible, qu'est ce qui vous rend esclave ?

Vous-même.

Les raisons classiques pour fumer

J'aime ça. C'est faux.

Nous sommes des mammifères et en tant que tels nous ne supportons pas d'être enfumés. C'est pour ça que le fumeur supporte sa fumée de cigarette mais rarement celle de son voisin qui lui serait soufflée au visage.

La raison est simple : quand un fumeur fume, ses narines sont bouchées, il ne profite que du goût de la cigarette (c'est comme avaler un mauvais médicament en se bouchant le nez). Or le goût est fait pour savoir si ce que l'on mange est bon ou pas pour nous. Les récepteurs qui nous informent si ce que l'on respire est bon ou pas pour nous se situent, eux, dans le nez, et c'est vrai pour n'importe quelle fumée, même celle d'un barbecue.

Si vous êtes fumeur et que vous voulez vérifier cette théorie, c'est facile. Lors de votre prochaine cigarette, placez-la dans votre narine et inspirez normalement. Le résultat vous rappellera que vous n'aimez pas fumer.

Ça me détend. C'est faux.

La nicotine est un excitant et si vous avez l'habitude d'associer nicotine et caféine vous avez le cocktail gagnant pour être stressé.

Maintenant, pourquoi les fumeurs pensent se détendre avec la cigarette ?

C'est l'environnement de la cigarette qu'ils apprécient ! En général c'est le moment de la pause. Or un temps de pause, ça détend. Ensuite, un fumeur en train de fumer, ralentit sa respiration. Or, ralentir la respiration, ça détend. La raison en est simple : faire une pause et ralentir la respiration sont les bases de la relaxation. Par contre quand vous fumez, vous envoyez de la nicotine dans le sang, il y a accélération du rythme cardiaque et vous êtes en train d'atténuer votre détente.

Les anciens le savaient : face à la fatigue, ils prenaient cinq minutes pour souffler.

Je vais prendre du poids. C'est faux.

Un paquet de cigarettes/jour, cela représente moins de 40 calories brulées en plus dans la journée. Autant dire que c'est négligeable.

La cigarette est un coupe faim. C'est faux, à l'époque où l'on pouvait fumer dans les restaurants, mes amis fumeurs fumaient avant l'entrée, entre l'entrée et le plat, avant le dessert… Bref, tout le temps.

Ce qui fait grossir en arrêtant de fumer, c'est la modification de son alimentation. Si 40 calories en plus par jour ne changent pas grand-chose, 400 font une vraie différence.

Pourquoi les anciens fumeurs ont-ils tendance à dégrader leur alimentation ? A cause des agents de saveurs qui sont ajoutés pour supporter le goût de fumée dans la bouche. L'agent de saveur le plus communément utilisé étant le caramel, à chaque fois que vous allumez une cigarette vous avez un arrière goût sucré dans la bouche. Quand vous arrêtez, votre corps veut le retrouver et vous pousse à compenser.

Si grossir vous fait peur, en arrêtant de fumer, faites attention à ne pas changer votre alimentation pendant une semaine. Passé une semaine, vos habitudes alimentaires ne changeront pas, si votre poids était stable avec la cigarette, il le restera après.

Les habitudes : c'est vrai.

Aller à l'encontre d'une habitude nous coûte plus d'énergie que de la laisser se produire.

Habitude et résistance au changement :

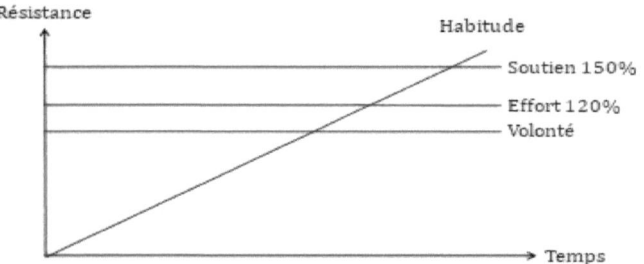

Quand une habitude se crée, sa résistance dépend du niveau d'effort ou de la charge émotionnelle qui a été mis en œuvre pour créer cette habitude.

Par exemple une phobie se crée en général en une fois et se cristallise fortement à cause de la charge émotionnelle qui a été mobilisée. Sa résistance, même proche de la création de cette habitude, est déjà forte.

Par la suite, la résistance de l'habitude se renforce par sa répétition dans le temps. Plus les répétitions sont fréquentes, plus la résistance augmente rapidement.

Pourquoi est-il difficile d'arrêter de fumer ? La méthode Hard

Le problème vient du fait que lorsqu'un fumeur veut arrêter de fumer, il fait appel à sa **volonté**. S'il n'y arrive pas, il se renvoie une mauvaise image de lui-même et pense alors qu'il n'a pas assez de volonté.

C'est faux, la volonté (sans entraînement particulier) est stable durant toute la vie d'un individu. Donc la volonté qu'il peut mobiliser en commençant à fumer est la même que celle qu'il peut déployer pour arrêter.

Le problème est que la variable d'ajustement n'est pas la volonté. Une raison très simple le prouve : la volonté ne domine pas l'instinct. Si je vous demande de retenir votre respiration jusqu'à en mourir, vous n'y arriverez pas à cause de votre instinct de survie.

Comme la première cigarette est forcément mauvaise, notre instinct nous dit que ce n'est pas bon pour nous. Comment font les fumeurs pour dominer leur instinct avec leur volonté alors que l'on vient de dire que la volonté n'est pas plus puissante que l'instinct ?

Facile, ils sont aidés par ce que l'on appelle la pression sociale et environnementale, avec des réflexions du type : « je veux être grand, je veux être libre, je veux faire partie du groupe, ça donne un genre, s'ils y arrivent et que je n'y arrive pas… ». Ce sont autant de raisons pour qu'ils fassent quelque chose que tout contre-indique. Je considère que la pression sociale et environnementale ajoute 50% à la volonté.

Avec 150% de votre volonté, vous êtes capable de dominer votre instinct et de devenir fumeur.

Quand vous voulez arrêter, le plus souvent vous êtes seul et donc en mesure de mobiliser 100% de votre volonté. Mais ce n'est pas suffisant pour battre une résistance de 150%. Comme vous ne le savez pas, vous en arrivez trop facilement à la conclusion que vous n'avez pas assez de volonté.

C'est toujours faux, vous vous êtes juste trompé d'objectif. Par contre, oui, monter à 150% de votre volonté ne sera pas une partie de plaisir.

Je ne comprends pas la réponse médicale classique : comme vous êtes dépendant à la nicotine on va vous sevrer lentement avec des substituts pendant 3 mois. Outre la notion de dépendance avec laquelle je ne suis pas forcément d'accord, si vous tentez d'arrêter en 3 mois vous êtes en endurance et donc vous ne mobiliserez même pas 100% de votre volonté.

Si vous êtes à 80% il vous faut alors trouver 70% à l'extérieur, autrement dit chercher une personne qui mettra autant d'énergie que vous pour vous aider à arrêter de fumer. Une âme charitable comme celle-ci n'est pas facile à trouver.

A l'inverse, je préconise un maximum d'efforts sur le temps le plus court possible. L'image que j'aime bien utiliser est celle d'une mêlée de rugby, où les joueurs ne sont clairement pas à 80% de leur volonté mais plutôt à 200%. Si c'est votre cas (vous êtes capable de mobiliser 200% de votre volonté), autant dire que l'histoire de la cigarette fait déjà partie du passé.

Comme je ne crois pas beaucoup à ces 200%, en étant plus raisonnable, si vous visez 120% de votre volonté sur 10 à 15 jours, il ne manque que 30% à trouver à l'extérieur. C'est un quart de l'énergie que vous y mettez et cela devient plus facile à mettre en œuvre

Vous devez éviter de le faire en secret pour profiter du soutien de vos proches. Vous pouvez vous y préparer pour être sûr de tenir la performance : au moins 120% de votre volonté. . Vous pouvez trouver de l'aide à l'extérieur avec des pratiques qui donnent un coup de pouce à la volonté (coaching, hypnose…) ou qui vous rassurent (acupuncture, magnétisme…).

Si vous arrivez aux 150% de votre volonté, l'élastique qui vous rend esclave de la cigarette lâche et vous êtes libéré de celle ci.

Mais j'ai dit que la volonté représente la méthode hard parce que tant que l'élastique n'a pas lâché, vous êtes encore fumeur. Donc c'est difficile et ceux qui arrêtent de fumer par la volonté font très souvent preuve d'énervement.

D'où vient cette tension ? Simplement du fait que tant que l'élastique résiste, vous êtes encore fumeur. Quand vous voyez des fumeurs, vous avez envie de fumer. Comme vous avez dit que vous aviez arrêté de fumer, vous ne vous laissez pas tenter et vous rongez votre frein. C'est de la **frustration**.

S'il y a frustration, c'est que l'élastique résiste et il faut serrer les dents, mettre tout ce que l'on a, voire plus que ce que l'on a, trouver les ressources nécessaires (internes ou externes) pour continuer jusqu'à ce que l'élastique qui vous rend esclave de la cigarette cède. Quand l'élastique cède, la frustration disparait.

Vous n'avez pas le droit d'arrêter avant d'avoir réussi.

Pourquoi est-il facile d'arrêter de fumer ? La méthode douce

Vous connaissez certainement ces anciens fumeurs qui, du jour au lendemain, ont jeté leurs cigarettes en disant : « j'en ai marre, j'arrête. » Le plus surprenant est qu'ils ont arrêté définitivement et personne n'a constaté d'énervement, de compensation…

La réflexion classique est de s'émerveiller devant tant de volonté. A un détail prêt, arrêter de fumer par la volonté est toujours difficile. Donc, comment ont-ils fait ?

Ils ont simplement **CHOISI** d'arrêter.

Pour faire un choix, on met en œuvre deux choses : premièrement, on tourne la page et deuxièmement on persiste dans ce comportement.

Prenons l'exemple de la voiture : si vous êtes au volant de votre voiture et que vous allez chez le concessionnaire pour en changer, c'est encore votre voiture. Mais en repartant, c'est votre ancienne voiture parce que chez le concessionnaire, vous avez choisi la nouvelle et automatiquement tourné la page de l'ancienne. Puis, quand vous êtes au volant de la nouvelle voiture, plus que la nouvelle voiture, elle est devenue votre voiture et vous ne la ramenez pas pour récupérer l'ancienne. C'est la persistance dans le comportement.

Donc celui qui en jetant sa cigarette dit : « j'en ai marre j'arrête » ou « c'est ma dernière… », tourne instantanément la page de la cigarette et choisit en parallèle un monde sans tabac. Comme il y a persistance dans le comportement, l'arrêt tient dans le temps.

Métaphore autour de la vie du fumeur

Souvent on compare en hypnose le conscient et l'inconscient avec un cavalier et sa monture. Le cavalier, le conscient, est celui qui fait les choix. La monture, l'inconscient, est celle qui exécute.

Au départ, notre équipage évolue sur un chemin non fumeur mais le cavalier découvre un chemin fumeur et choisit de l'explorer. La monture se rendant compte que c'est un mauvais chemin fait tout pour s'en détourner. Mais le cavalier veille, il serre la bride, ne lâche rien, utilise et abuse de la cravache, il dresse sa monture.

La monture, comprenant qu'elle n'a pas le choix, s'adapte à cette saleté qui s'appelle cigarette parce que c'est insupportable pour elle. Comme fumer devient supportable, elle devient docile et crée une habitude, elle a enfin compris le chemin qu'il faut suivre. Des années après, le cavalier aura même l'illusion qu'il aime fumer…

Le temps passe…

Quand le cavalier veut arrêter de fumer, bien plus tard, il est sur un chemin fumeur. Il croise un chemin non fumeur et dit à sa monture : « regarde ce chemin, c'est par là que l'on va. » Mais la monture poursuit sur le chemin que le cavalier l'a forcée à prendre. Elle ne peut pas faire autrement avec ses œillères.

Après avoir passé plusieurs chemins non fumeurs, le cavalier s'énerve, il VEUT arrêter de fumer (volonté). Face à sa monture qui ne l'écoute pas, il finit par vouloir arrêter de fumer par lui-même puisqu'il ne peut pas compter sur elle. Il met pied à terre, tire sur les rênes, voudrait pouvoir la porter sur son dos pour prendre le bon chemin. Certains y arrivent, c'est rare.

Les plus malins se souviennent que chacun à son rôle : le cavalier fait les choix, la monture exécute. Il reprend les rênes de sa monture, s'arrête un instant pour identifier les deux chemins possibles et quand il s'est décidé, il dirige sa monture sur le chemin non fumeur. La monture qui retrouve le chemin qu'elle n'a jamais voulu quitter est heureuse, le cavalier est satisfait et ils peuvent savourer avec fierté cette réussite, comme un trophée qu'ils ont bien mérité.

Comment sait on que le problème est réglé ?

Pour répondre à cette question, il faut découvrir quelle est la seule vraie différence entre un fumeur et un non fumeur.

La réponse classique est : un des deux fume et l'autre non. FAUX.

La vraie réponse est que l'un pense à fumer et l'autre non. Si vous demandez à un non fumeur si ça lui arrive de penser à fumer, la réponse est simplement et invariablement NON.

La réponse classique veut dire qu'un non fumeur voyant un paquet de cigarettes doit refuser à chaque fois de fumer sinon il est obligé de prendre une cigarette. Mais heureusement cela ne se passe pas ainsi. Le fumeur ne voit pas les avertissements qui n'ont aucun sens pour lui (fumer tue, fumer nuit gravement à la santé...), alors que le non fumeur, c'est le paquet de cigarettes qu'il ne voit pas, il fait partie du décor, qu'il soit là ou non n'a pas d'importance, il ne fait pas partie de sa vie.

Quand j'entends : « je connais des gens qui ont arrêté de fumer depuis dix (vingt) ans, et qui y pensent encore tous les jours », je suis étonné. Déjà, c'est une généralisation abusive, si on connaît plus d'une personne dans ce cas, c'est beaucoup. Mais surtout, en admettant que cela soit vrai, cette personne me ferait penser à un masochiste qui aurait ses séances de flagellation quotidiennes comme certains moines du passé.

Donc, comment sait-on si l'on a arrêté de fumer ?

Facile : on y pense ou non.

Si l'on y pense, l'élastique fait de la résistance, il faut continuer à tirer jusqu'à ce qu'il lâche (serrer les dents, tirer plus fort, se faire aider…)

Si l'on n'y pense pas, le problème est réglé.

Question subsidiaire :

Le fameux « OUI MAIS : comment ne plus y penser si j'ai passé au moins la moitié de ma vie à fumer ? »

Même dans ce cas, c'est facile parce que la nature est bien faite.

Si je vous pose la question : « Vous souvenez vous de votre premier petit copain ou petite copine ? » La réponse est presque toujours OUI.

Et quand je pose la question suivante : « est ce que vous pensez à cette personne tous les jours ? » La réponse est presque toujours NON.

Pourtant à l'époque avec les émotions, les sentiments… vous pensiez à cette personne bien plus que vous n'avez jamais pensé à la cigarette, mais aujourd'hui, elle fait partie du passé.

Pourquoi ?

La réponse est simple, il y a eu un évènement génial et magique : une **RUPTURE**. En fonction de qui a choisi de rompre, c'est plus ou moins facile à digérer, mais quand la rupture est consommée, loin des yeux, loin du cœur, plus le temps passe, moins on y pense.

Donc aujourd'hui il est temps de ROMPRE avec la cigarette. Souhaitez-lui d'être heureuse sur son chemin avec les gens dont elle empoisonnera la vie, et souhaitez-vous d'être heureux sur votre chemin avec les gens qui partagent la vôtre.

La seule chose dont vous êtes certain, c'est que la cigarette ne fait plus partie de votre vie et c'est vraiment BIEN.

Et quand la rupture est consommée, loin des yeux, loin du cœur, moins vous y pensez et c'est MIEUX.

Apprendre à se connaître pour augmenter ses chances de réussite.

Théorie des Big5 ou model OCEAN

*En psychologie, les **Big Five** sont cinq traits centraux de la personnalité empiriquement proposés par Goldberg (1981), puis développés par Costa et McCrae dans les années 1987-1992. Ils constituent non une théorie mais un repère pour la description et l'étude théorique de la personnalité*
https://fr.wikipedia.org/wiki/Mod%C3%A8le_des_Big_Five_(psychologie)

Sans entrer dans les détails réservés à des spécialistes, intéressons nous à deux des traits de ce modèle : C et N

C correspond au degré de focalisation.

S'il est fort, cela implique une certaine persévérance et donc la capacité à faire un effort dans la durée.

S'il est faible, l'attention pouvant être détournée plus facilement, il faut que l'effort soit de courte durée.

N correspond à l'influence de la pression extérieure.

S'il est fort, cela implique des réactions émotionnelles fortes face à la pression et signifie un risque d'épuisement rapide.

S'il est faible, cela implique une faible réaction à la pression et représente une certaine endurance.

De façon assez grossière si l'on fait un parallèle entre les méthodes hard et douce citées précédemment et les traits de personnalité évoqués à l'instant :

- Ceux qui auront le maximum de chance de réussite avec la méthode hard seront du type C fort et N faible.

- Ceux qui devront impérativement travailler sur la méthode douce ou être encadrés seront du type C faible et N fort.

On va vers ce que l'on regarde

Peut être avez-vous remarqué en roulant que lorsque vous doublez une voiture sur l'autoroute, il arrive que cette voiture se décale vers vous.

Quand cela arrive, c'est que la personne que vous êtes en train de dépasser vous surveille dans le rétroviseur. Et comme nous allons dans la direction de ce que nous regardons, cette personne se décale dans votre direction.

Il a été évoqué plus haut que la différence entre un fumeur et un non fumeur est que le fumeur pense à la cigarette. Cela veut dire que dans sa tête il voit une cigarette. S'il la regarde suffisamment longtemps il se dirige vers elle et ce n'est qu'une question de temps avant qu'il sorte fumer.

Le moyen d'éviter cela est de détourner l'attention pour s'orienter vers autre chose. Si l'esprit est occupé, il n'y a plus de place pour la cigarette.

La persistance rétinienne

Si l'on cherche à détourner son attention d'un sujet (cigarette par exemple), les plus perceptifs se rendront compte que la pensée précédente les accompagne pendant un certain temps et cherche à continuer à s'imposer.

Si cette pensée n'est pas entretenue elle disparait rapidement.

Pour essayer d'expliquer cela, je vais utiliser un parallèle avec la notion de persistance rétinienne et plus particulièrement dans le cadre des phosphènes. Si vous fixez pendant quelques secondes une source lumineuse comme une bougie (il est interdit de le faire avec le soleil ou une source lumineuse trop intense), lorsque vous fermez les yeux une tache reste dans le champ de vision et peut même apparaître les yeux ouverts. Elle s'estompera en quelques minutes si vous ne fixez plus votre attention sur la source lumineuse.

Nos pensées fonctionnant de la même façon, lorsque vous vous détournez d'une pensée et que vous faites l'effort de ne pas y revenir, celle-ci s'estompera en quelques minutes au maximum. Plus vous répèterez ce détournement d'attention plus la disparition sera rapide, la répétition créant une nouvelle habitude.

CONCLUSION

Pourquoi ne pas fumer ?

De nombreuses personnes vivent sans fumer donc ce n'est pas vital.

SI un fumeur imagine l'intérieur de ses poumons, le goudron nuit à sa santé ; il est même dangereux

En conclusion la cigarette :

1 : n'est pas vitale,

2 : est dangereuse,

Elle n'a aucun atout, aucun argument justifiant qu'elle devrait continuer à être fumée.

Le regard que l'on porte sur nous même et sur le monde nous influence :

Si vous pensez que vous êtes gravement dépendant, que vous avez si peu de volonté que vous n'avez jamais appris à marcher, que vous êtes un pigeon et que vous aimez être plumé, alors continuez à fumer, cultivez cette marée noire qui se répand dans votre corps.

Sinon, j'espère que vous avez compris quoi faire…

A PARAÎTRE

Livres :

En Rupture de Stress – La Voie de la Performance

En Rupture de Soi – La Voie de la Personnalité

Audio :

Hypnose – En Rupture de Cigarettes

Hypnose - En Rupture de Stress

En Rupture de Cigarettes

L'auteur nous propose à travers cet ouvrage de répondre à ces deux questions simples : Pourquoi et Comment arrêter de Fumer? Il nous livre son expérience et un autre regard sur la société.

Dans sa vision, le fumeur est sous influence du monde extérieur depuis sa première cigarette et explique pourquoi les blocages internes réduisent les chances d'un arrêt.

Ce livre est un dialogue avec le lecteur, construit pour être compris par un enfant de 7 ans (en hypnose c'est sensé être l'âge de notre inconscient). Les idées sont simples, les images sont fortes.

Pierric OUDART

Pierric est passionné par l'humain, à ce titre il pratique l'hypnose, les arts martiaux internes (Taoïstes) chinois, les théories de la personnalité.

Son cursus (école de commerce, intelligence économique, hypnose) lui permet de décrypter les informations et de détecter les processus d'influence et de manipulation.

Il utilise la *Perception Stratégique* pour nous faire découvrir qu'une information (externe ou interne) a plusieurs niveaux de lecture.